Sabine Rippl

Berührung in der Pflege

Menschlichkeit und bewusster Umgang miteinander

Bibliografische Information der Deutschen Nationalbibliothek:

Die Deutsche Nationalbibliothek verzeichnet diese Publikation in der Deutschen Nationalbibliografie; detaillierte bibliografische Daten sind im Internet über http://dnb.d-nb.de abrufbar.

Impressum:

Copyright © ScienceFactory 2018
Ein Imprint der Open Publishing GmbH, München
Druck und Bindung: Books on Demand GmbH, Norderstedt, Germany
Covergestaltung: Open Publishing GmbH

Inhaltsverzeichnis

Abstract

Anhand umfassender vertiefter Literaturanalyse versucht diese Arbeit aufzuzeigen, welch elementare Bedeutung die zwischenmenschliche Berührung für das Wohlbefinden eines Menschen hat.

Die Gründe für das menschliche Bedürfnis nach körperlicher Nähe werden dargelegt und ihre Anwendungsmöglichkeiten in ihren Qualitäten und Formen unterschieden.

Des Weiteren wird anhand von unterschiedlichen pflegerelevanten Berührungsmodellen sowohl die Einfachheit als auch die Vielfältigkeit der Möglichkeiten erläutert und näher auf die positiven Auswirkungen eingegangen.

Neben den Möglichkeiten in Bezug auf die psychiatrische Pflege wird kurz auf die Besonderheiten im Umgang mit Patienten mit Migrationshintergrund eingegangen.

Anhand der Fragestellung wird untersucht, was bewusste Berührung im Patienten bewirken kann, was eine als positiv erlebte Berührung ausmacht und welche Bedeutung der Berührung in der psychiatrischen Pflege beigemessen wird. Es wird versucht, Zusammenhänge zu erläutern und Anreize für die Integration bewusster Berührung zu schaffen.

Gerade im Kontext zur psychiatrischen Pflege gestaltete sich die Literaturrecherche äußerst schwierig. Berührung bzw körperbezogene Interventionen finden in der psychiatrischen Fachliteratur kaum Erwähnung.

Schlüsselwörter: Berührung, körperbezogene Interventionen, Respectare, Psychotonik, ASE, Basale Stimulation

Danksagung

An dieser Stelle ist es Zeit, danke zu sagen.

Danke all jenen Menschen, die durch ihre Unterstützung diese Arbeit erst möglich gemacht haben.

Ein erster Dankesgruß geht an meine Betreuerin, Frau Schaffer Waltraud. Ihr Fachwissen und ihre geduldige Unterstützung haben mich während des gesamten Prozesses gestärkt und mich – wenn nötig – zurück zu meinem roten Faden gebracht.

Ein ganz besonderer Dank gilt meiner Familie. Meinen Kindern, die selbst in intensiven und sehr zeitraubenden Phasen stets mit Verständnis reagiert haben und mir den Raum ließen, denn ich gerade brauchte. Meinen Eltern, die mir durch ihre Unterstützung diese Ausbildung erst ermöglichten und stets an mich geglaubt haben. Und meinem Partner, der sich verständnisvoll zurückgenommen und mir durch sein Vertrauen und seine Ruhe den Rücken gestärkt hat.

Nicht zuletzt ein Dank an meine Freunde, die trotz meines Zeitmangels immer zu mir gestanden haben und nie einen Vorwurf machten, wenn das Lernen einem Treffen im Wege gestanden ist.

1 Einleitung

Das Feld der professionellen Pflege ist einem steten Wandel unterworfen. Methoden verändern sich, neue Technologien erleichtern und beschleunigen viele Arbeitsschritte, neue Erkenntnisse aus der Forschung beeinflussen unsere Art zu arbeiten. Aktuell befinden wir uns in Zeiten der Akademisierung, in der ein besonderes Augenmerk auf einem noch professionelleren Zugang der Pflege liegt. Gleichzeitig müssen - wie in jedem anderen Berufsfeld auch - Rationalisierungsmaßnahmen durchgeführt werden, um Arbeitsabläufe effizient und ökonomisch zu gestalten.

Vor diesem Hintergrund habe ich mich bewusst auf etwas sehr Grundlegendes konzentriert. Etwas eigentlich so Selbstverständliches, dass wir es täglich zum Einsatz bringen, nicht erst lernen müssen und das keinerlei Kosten verursacht: die Berührung. Einem Thema, für das ich von jeher eine besondere Affinität hatte. Berührung ist etwas tief in uns Verhaftetes und macht für mich den humanistischsten Anteil der Pflege aus.

1.1 Aufbau der Arbeit

In Kapitel 2 werden grundlegende Begriffe näher erläutert.

Kapitel 3 widmet sich der grundlegenden Bedeutung der Berührung, es werden Berührungsqualitäten und –formen unterschieden und pflegerelevante Berührungsmodelle vorgestellt. Weiters wird auf Anwendung und Auswirkung von Berührung in der Pflege näher eingegangen und auf die Besonderheiten in der Pflege von Menschen mit Migrationshintergrund hingewiesen.

In Kapitel 4 wird versucht, die Brücke zur psychiatrischen Pflege zu schlagen und beispielhaft an Hand von zwei sehr häufigen psychiatrischen Krankheitsbildern näher erarbeitet.

1.2 Fragestellung

- Was kann bewusste Berührung im Patienten bewirken?
- Welche Arten von Berührung finden in der Pflege Anwendung und was macht eine vom Patienten als positiv erlebte Berührung aus?
- Welche Bedeutung wird der Berührung auf psychischer und physischer Ebene in der psychiatrischen Pflege beigemessen?

1.3 Ziel dieser Arbeit

Ziel dieser Arbeit ist es, Bedeutung und Auswirkung von Berührung in der Pflege näher zu beleuchten, unterschiedliche Methoden vorzustellen und Möglichkeiten der Umsetzung aufzuzeigen. Ich möchte versuchen, ein besseres Verständnis für diesen essentiellen Bereich unserer Arbeit zu schaffen und das Bewusstsein dafür erhöhen.

1.4 Methodik

Die vorliegende Arbeit wurde durch vertiefte Literaturanalyse erstellt. Die Literaturrecherche wurde primär in den Bibliotheken der PMU Salzburg bzw. der Universität Salzburg betrieben. Ergänzend wurde Material über die wissenschaftliche Datenbank von Google Scholar gesichtet.

In der vorliegenden Arbeit wurde auf die Hinzufügung der jeweiligen weiblichen Formulierungen bei geschlechtsspezifischen Hinweisen verzichtet. Aus Gründen der sprachlichen Vereinfachung sind alle Aussagen als geschlechtsneutral zu verstehen.

2 Begriffsdefinitionen

Zum besseren Verständnis werden Begriffe, die in dieser Arbeit besondere Bedeutung finden, vorweg definiert.

2.1 Berührung

Das umfassende Nachschlagwerk Duden definiert Berührung einerseits als Betastung, Kontakt und andererseits synonymhaft als Anschluss, Beziehung, Fühlung, Kommunikation und Verbindung. Das Verb berühren wird sowohl auf physischer Ebene in Form von Kontakt herstellen, anfassen, anfühlen, betasten als auch auf emotionaler Ebene durch Schlagworte wie rühren, nahegehen, ergreifen oder aufwühlen erläutert. (vgl. http://www.duden.de/rechtschreibung/ Beruehrung#Bedeutung1)

2.2 Intention

Intention bezeichnet die Fähigkeit, eine bestimmte innere Einstellung bewusst zu wählen und zielgerichtet zu verfolgen, wobei die Zielrichtung einer Hinwendung und Wirkung auf die Um- und Mitwelt entspricht. (vgl. Grossmann-Schnyder, 2000, S. 86)

2.3 Psychiatrische Pflege

Stockwell (2002, zit. in Amberger & Roll, 2010, S. 17f) definiert psychiatrische Pflege wie folgt:

[...] eine komplexe, fachliche und geplante Tätigkeit, die mittels Teamarbeit und Koordination darauf abzielt, die volle gesunde Funktionsfähigkeit von psychisch kranken Menschen wiederherzustellen, die Folgen, die aufgrund von Behinderung oder institutioneller Pflege entstehen, zu minimieren, den Menschen vor Schaden durch ihn selbst, durch andere oder die Umgebung zu schützen und maximales körperliches und psychisches Wohlbefinden sicherzustellen. (Amberger & Roll, 2010, S. 17f)

2.4 Person-zentriert

Person- oder auch Klientenzentrierung bezeichnet humanistische Ansätze in der therapeutischen oder pflegerischen Arbeit, die auf den Psychotherapeuten Carl Rogers zurückgehen. Die Haltung des Pflegenden ist von Echtheit, Einfühlungsvermögen und Akzeptanz geprägt. So soll dem Klienten ermöglicht werden, Gefühle und Wahrnehmungen zuzulassen und in sein Selbstbild zu integrieren. Die Priorität liegt darauf, Wohlbefinden zu steigern, den Patienten bewusst wahr zu nehmen und vor jeder funktionalen Handlung eine bewusst gestaltete Kontaktphase einzuplanen. (vgl. Kitwood, 2008, S. 233)

3 Berührung

Berührungen können unterschiedliche Qualitäten aufweisen. Sie können sich unangenehm, hart, schmerzhaft, oberflächlich, streifend, behutsam, klar, eindeutig, fest oder liebevoll anfühlen. Berührung ist aber viel mehr als nur Mittel zum Zweck. Berührung ist Begegnung, ist Interaktion. Berührung kann Ängste auslösen, kann in Tabuzonen eindringen, Schamgefühle wecken, Ohnmacht und Abhängigkeit aufzeigen. Berührung kann aber auch Wohlbefinden, Geborgenheit und Sicherheit vermitteln. Hände können auch als averbales Kommunikationsmittel dienen und Energie austauschen. (Caderas, 2005, S. 5)

3.1 Bedeutung der Berührung

Das Bedürfnis nach Berührung ist tief in uns Menschen verankert. Unabhängig von Kulturkreis und religiösen Einflüssen, gesellschaftlichem Status oder sozialer Prägung. Der Wunsch nach Körperkontakt wurde uns im wahrsten Sinne des Wortes angeboren. Als Ursprung aller Empfindungen wird der Tast- oder Berührungssinn vor allen anderen Sinnen entwickelt. Bei der Embryonalentwicklung entstehen Haut, Sinnesorgane und Nervensystem aus demselben Keimblatt, dem so genannten Ektoderm. Dies erklärt, warum Berührungen eine so unmittelbare Verbindung zu unseren Emotionen aufweisen. Bereits in der 7. Schwangerschaftswoche, zu einem Zeitpunkt, zu dem der Embryo erst weniger als 2,5 Zentimeter lang ist, reagiert der werdende Mensch auf Berührung. Dieses elementare Verlangen des Menschen begleitet uns ein Leben lang und selbst im Sterbeprozess ist Berührung der Sinn, über den wir einen Menschen am längsten erreichen können. (vgl. Berggötz, 2007, S. 6)

Die Grundsteine für unser späteres Berührungsempfinden werden bereits in der frühesten Kindheit gelegt. Über Berührung nimmt der Embryo von Anfang an seine Umgebung wahr. Er fühlt die schaukelnden Bewegungen im Körper der Mutter und sich verändernde Druckverhältnisse wirken auf ihn ein. Das Kleinkind macht über die Berührung erste Erfahrungen. Die kindliche Entwicklung wird hauptsächlich über Berührung gefördert, sowohl das menschliche Sozialverhalten als auch die menschliche Bewegung betreffend. Es gibt Untersuchungen die belegen, dass bei Säugetieren und Menschen, die im Säuglingsalter oft berührt wurden, nicht nur Sozialverhalten und Beweglichkeit, sondern ebenso Wachstum, Abwehrfähigkeit, geistige Entwicklung und seelische Stabilität im Gegensatz zu kaum berührten Säuglingen deutlich besser ausgeprägt sind. (vgl. Grossmann-Schnyder, 2000, S 13f)

Um die existenzielle Bedeutung der Berührung noch einmal zu unterstreichen verweist Berggötz 2007 auf ein Experiment des 12. Jahrhunderts. Stauferkönig Friedrich II. wollte die Ursprache des Menschen erforschen. Hierfür ordnete er an, dass die Babys eines Waisenhauses zwar grundlegend versorgt wurden, er verbot den Ammen jedoch mit den Babys zu sprechen oder sie in irgendeiner Weise zu liebkosen. Die Ursprache hat er nie erfahren, alle Babys starben an den Auswirkungen eines Mangels an Zuneigung. Heute weiß man, dass ein Mangel an Berührung zum Erliegen des Immunsystems führt. (vgl. Berggötz, 2007, S 6)

Einen weiteren Beweis für die essentielle Bedeutung körperlicher Nähe liefert Harry Harlows´ Versuch zweier nebeneinander in einem Käfig befestigten Primatenmütter-Imitaten. Während eine aus reinem Drahtgeflecht besteht und an der Brust eine

Milchflasche montiert hat findet sich bei der anderen Attrappe zwar keine Nahrung, dafür trägt sie einen kuschelig weichen Frotteeüberzug. Ein junges Rhesusäffchen umklammert die weiche „Mutter" und bemüht sich, soviel körperlichen Kontakt und Trost wie nur irgend möglich aus der leblosen aber kuscheligen Stoffmutter zu erlangen. Das kalte, harte Drahtgeflecht der nährenden Puppe wird gemieden, egal wie oft Harlow das Experiment mit weiteren Versuchstieren wiederholt. Alle entscheiden sich gegen Nahrung und für den tröstenden Kontakt des wärmespendenden Models. (vgl. Henschel, 2004, S. 126)

3.2 Berührungsqualität

Etwas so subtiles wie Berührung zu beurteilen und qualitativ einzustufen ist eine spezielle Herausforderung. Die Qualität einer Berührung lässt sich nicht messen oder anhand bestimmter Faktoren überprüfen, denn jeder Mensch empfindet anders. Jeder Pflegende hat gelernt, dass Berührungen informativ, das heißt eindeutig, sein sollen. Um vom Patienten als angenehm empfunden zu werden arbeiten wir großflächig, mit geschlossenen Fingern und führen unsere Bewegungen mit konstantem Druck und in Ruhe aus. (vgl. Menche, 2007, S. 554)

Doch „gute" Berührung kann noch viel mehr. Liliane Juchli definiert als Schlüsselqualifikationen guten Berührens:

Gutes Berühren hilft den Pflegenden:

- sich selbst und den Patienten deutlich besser wahrzunehmen;
- die Qualität des Berührens wahrzunehmen und auch bewusst zu variieren;
- einen umfassenden Begegnungsraum zu schaffen, in dem der Patient Eigenaktivität und Selbständigkeit entwickeln kann;
- mit der Berührung einen Menschen meinen, ihn mit all seinen Befindlichkeiten anzunehmen, seiner Reaktionen auf die Berührung gewahr werden und sich danach zu richten;
- gutes Berühren ist ebenso Ausdruck der Begegnungsfähigkeit; die Prinzipien guten Berührens gelten nicht nur für die taktile, sondern für jegliche Form der menschlichen Kommunikation. (vgl. Grossmann-Schnyder, 2000, S. 7f)

Eine ganz eigene Definition guter Berührung bietet die Lehre der Psychotonik nach Glaser, welche im Zuge dieser Arbeit noch näher vorgestellt werden wird. Sie sieht in der Berührung eine der elementarsten und natürlichsten Fähigkeiten des Menschen, welche nicht neu erlernt, sondern nur wieder ins Bewusstsein gebracht werden muss. Glaser sieht in der Berührung einen Ausdruck von Lebendigkeit und dem Stand der aktuellen Beziehung zwischen Berührendem und Berührtem. Veränderungen in Beziehung oder Berührungsqualität beeinflussen sich demnach wechselseitig. Will man also seine Berührungsqualität ändern, muss man nicht sein Tun, sondern erst seine Intention ändern.

Damit verändern sich auch Raumgefühl, Muskelelastizität, Motorik, der Wirkungsgrad der Berührung und das eigene Wohlbefinden. Die Psychotonik erklärt weiters, dass der Mensch auf Grund seiner frühkindlichen Erfahrungen die ganz spezifische Muskelelastizität der Hinwendung zu einer Berührung als angenehm empfindet. Erst diese Hinwendung aktiviert die Tonusregulation zu Wohlspannung und Wohlbefinden. Wer gut berühren will muss sich dem Anderen als Partner anbieten, der dem Gegenüber Raum für Eigenaktivität und Selbstständigkeit zugesteht. Gut zu berühren heißt auch, den Menschen zu meinen, ihn zu berücksichtigen, seine Befindlichkeiten und seine Reaktionen auf die Berührung wahrzunehmen und sich entsprechend danach zu richten. Dabei kann gutes Berühren ganz unterschiedlich gefärbt sein und die differenziertesten Berührungsqualitäten ansprechen. Lockendes Berühren bietet Weite und ruft zur Begegnung auf. Forderndes Berühren erlaubt und bietet Widerstand und fordert eine Begegnung heraus. Schwingend-bewegendes Berühren ist eine Herausforderung zur Lebendigkeit. Umfassendes Da-Sein hingegen verlangt nichts und vermittelt gerade dadurch ein Gefühl des So-Angenommen-Seins. Letztlich ist Berührung Ausdruck der Begegnungsfähigkeit, für die dieselben Prinzipien gelten wie für jede andere Form der menschlichen Kommunikation. (vgl. Grossmann-Schnyder, 2000, S. 78)

3.3 Berührungsformen

Grundsätzlich lassen sich verschiedene Berührungsformen unterscheiden. In der Literatur werden überwiegend funktionale und affektive Berührungen differenziert.

3.3.1 Funktionale Berührung

Die funktionale oder auch instrumentelle Berührung ist eine rein pflegerische Berührung, die zwangsläufig mit durchzuführenden Pflegemaßnahmen einhergeht. Sie verfolgt keinerlei Selbstzweck sondern dient ausschließlich dem Ziel der Handlung. (vgl. Helmbold, 2007, S. 27f)

3.3.2 Affektive Berührung

Von der funktionalen Berührung abzugrenzen ist die affektive Berührung, welche spontan und emotional von Pflegenden eingesetzt wird. Intention dieser Berührungsform ist es, Meinungen, Haltungen und Emotionen zu vermitteln und sie ist Teil der nonverbalen Kommunikation. (vgl. Helmbold, 2007, S. 27f)

3.3.3 Protective Touch

Eine dritte Form der pflegerischen Berührung ist der sogenannte protective touch. Diese Form der Berührung ist vergleichsweise kühl und dient ausschließlich dazu, den Patienten vor potentiellen Unfällen zu schützen. (vgl. Helmbold, 2007, S. 27f)

3.4 Pflegerelevante Berührungsmodelle

Berührung findet in unserem Alltag auf unterschiedlichste Weise statt. Im Bereich der professionellen Pflege wurden im Laufe der Zeit die verschiedensten Konzepte entwickelt. Der Rahmen dieser Arbeit lässt nicht zu, auf ein jedes näher einzugehen. Um einen groben Querschnitt zu schaffen werden im Folgenden vier Modelle genauer erläutert:

3.4.1 Psychotonik

Die von Prof. Dr. med. Volkmar Glaser begründete Lehre der Psychotonik setzt sich zusammen aus den Bereichen Psyche und Tonus. Sie geht von einer Korrespondenz von Emotionalität und Muskulatur aus und beschäftigt sich mit der Wirkung verschiedenster Berührungsqualitäten. Ihr Hauptaugenmerk liegt auf dem Zusammenhang zwischen innerer Einstellung und Berührung und vermittelt eine Form des guten Berührens, die im Patienten ein Gefühl des Angenommenseins und Wohlbefindens auslöst. Gekennzeichnet sind die Auswirkungen von guter Berührung demnach in einer ruhigen Atemfrequenz und einem Zustand der Eutonie, also eines Zustandes guten Spannungsgleichgewichtes in der Muskulatur. Nach dem Verständnis der Psychotonik ist Berührung gleichbedeutend mit taktiler Kommunikation, welche in ihrer ursprünglichsten Form als ausgewogenes Zusammenspiel von Wirkung und Rückwirkung definiert wird. Glaser zeigt auf, wie unmittelbar und unverstellbar Berührungen unsere Einstellungen und unser Befinden ausdrücken. Das Wissen um die Komplementarität – also die Zusammengehörigkeit – von seelisch-geistigem und körperlichem Wesen in Einem ist Grundlage der Psychotonik. Im Zusammenhang mit guter Berührungsqualität bedeutet dies: da wir unsere Einstellungen und Gestimmtheiten immer und unmittelbar körperlich ausdrücken und übertragen ändert sich die Berührungsqualität, wenn sich die Einstellung ändert. (vgl. Grossmann-Schnyder, 2000, S. 11ff)

Psychotonik zeigt die unterschiedlichen Phänomene und Bedingungen von natürlich-gutem Berühren auf. Sie versteht sich nicht als eigenständige Methode, die zusätzlich erlernt werden muss. Es werden schlicht die Prinzipien des guten Berührens in allen im Umgang mit Menschen angewandten Techniken wirksam. Werden sie beachtet muss Berührung nicht länger nur Vehikel zur Verrichtung von Tätigkeiten sein, es werden vielmehr umgekehrt diese Tätigkeiten zum Vehikel für gutes, dem Patienten Wohlbefinden vermittelndes Berühren. (vgl. Grossmann-Schnyder, 2000, S. 22)

3.4.2 Respectare

Respectare ist ein Konzept, dass einen besonders wichtigen Beitrag zu einer neuen Pflegekultur leistet. Wie bereits aus dem Konzeptnamen abzuleiten, basiert es auf einer Grundhaltung des Respekts. Respekt den zu Pflegenden, aber auch sich selbst gegenüber. Es zielt darauf ab, mittels ritualisierter, respektvoller Berührung höhere Berührungskompetenz zu entwickeln und gleichzeitig durch Arbeit an der persönlichen inneren Haltung die Pflege-Patienten-Beziehung zu verbessern. Respectare geht über das bloße „miteinander in taktilen Berührungskontakt kommen" hinaus, hin zu einer respektvollen Wahrnehmung des Patienten um ihn und seine Bedürfnisse zu würdigen und ihm Beachtung zu schenken. Dies zeigt sich bereits daran, dass in diesem Konzept vor der körperlichen Kontaktaufnahme stets die Erlaubnisfrage steht. Neben dem respektvollen, achtsamen Umgang mit dem Patienten dient Respectare der nonverbalen Kommunikation, fördert Körper- und Berührungssensibilität, stärkt sowohl das Selbstbestimmungsgefühl des Patienten als auch die Empathiefähigkeit der Pflegenden. Durch die Erweiterung dieser Kompetenzen verändert sich auch die Zuwendung zum Patienten, die bewusst mit ihm erlebte Zeit, das Zuhören und der sensible Umgang mit Ängsten und Abneigungen. (vgl. Berggötz, 2008, S. 1ff)

3.4.3 Basale Stimulation

Die Basale Stimulation zielt auf die Förderung und Aktivierung von Menschen, deren Wahrnehmungs-, Bewegungs- und Kommunikationsfähigkeit stark eingeschränkt ist, ab. Der Begriff basal steht für grundlegend, stimulierend heißt anregend. Folglich verhilft die Basale Stimulation durch anregende Anwendungen den Patienten dazu, ihren Körper und ihre Umwelt neu zu erfahren und wieder spüren zu können. (vgl. Sauter et. al., 2011, S. 464)

Ursprünglich von Andreas Fröhlich für die Früh- und Wahrnehmungsförderung von Kindern und Jugendlichen mit Behinderung entwickelt, wurde die Basale Stimulation Anfang der 1980er Jahre auf die Pflege übertragen. Der Schwerpunkt dieses Konzeptes liegt jedoch nicht in erster Linie in der Anwendung einer Vielzahl pflegerischer Tätigkeiten, sondern versteht sich vielmehr als eine Form der nonverbalen Kommunikation, bei der der Patient und seine Bedürfnisse im Mittelpunkt stehen. Besondere Bedeutung kommt der Basalen Stimulation in den Bereichen:

- Apallisches Syndrom
- Bewusstseinsstörungen
- Schlafstörungen
- Palliativpflege
- Atemwegserkrankungen
- Immobilität

- Desorientiertheit und Demenz

- Plegien und Paresen

- und in der Pflege von Neugeborenen

zu. (vgl. Menche, 2007, S. 552f)

3.4.4 Atemstimulierende Einreibung (ASE)

Die ASE ist ein aus der Basalen Stimulation abgeleitetes Konzept. Dabei überträgt die Pflegekraft durch langsam durchgeführte, rhythmische Kreisbewegungen am Rücken des Patienten ihren eigenen Atemrhythmus auf den zu Pflegenden. Dies hilft vor allem Patienten mit hochfrequenter, oberflächlicher Atmung und kann neben dem medizinischen Aspekt der Pneumonieprophylaxe beruhigende, schlaffördernde Wirkung haben. (vgl. Sauter et. al., 2011, S. 466)

Menche (2007) verweist auf die Besonderheit dieser Anwendung wenn sie sagt: „Die Pflegekraft führt die atemstimulierende Einreibung **nicht am** Patienten, sondern **mit ihm** gemeinsam aus." Dies zeigt sehr deutlich, dass auch hier nicht nur die professionelle Durchführung, sondern auch das „sich auf den Patienten und seine Bedürfnisse einstellen" im Fokus steht. (vgl. Menche, 2007, S. 341)

3.5 Berührung in der Pflege

Im Bereich der Pflege ist Berührung ein unverzichtbares Element. Nahezu jeder Kontakt mit unseren Patienten schließt auf die eine oder andere Art und Weise Berührung mit ein. Wir berühren beim Waschen und Einreiben, beim An- und Auskleiden oder wenn wir einen Patienten in seiner Mobilität unterstützen.

Wir berühren mit Handschuhen, mit Pinzetten, mit Badetüchern und Salben. Unsere Berührungen können mit oder ohne Vorwarnung erfolgen, spontan, gewollt oder unbeabsichtigt. Dabei sind wir uns nur in den seltensten Fällen darüber bewusst, dass wir gerade berühren. Durch Verknüpfung von zielgerichteter Berührung und individueller Anpassung an den Patienten und seine Bedürfnisse können durch bewusst eingesetzte Berührungen neben der Durchführung einer Handlung auch eine Steigerung des Wohlbefindens und verbesserte Aktivierung erreicht werden. (vgl. Helmbold, 2007, S. 123)

Obwohl uns mit dem „Instrument" Berührung ein so wunderbares Hilfsmittel zur Verfügung stehen würde, sind wir in der Ausübung unserer Tätigkeiten meist zielgerichtet auf die Durchführung unserer Handlungen fokussiert. Nur zu oft haben wir das Ziel, aber nicht den Weg dahin im Blick. In den Studien von Le May und Redfern (1987) sind 87% von 318 Interaktionen und 88% von 2590 Berührungen instrumenteller Natur. McCann und McKenna (1993) erkannten 142 von 149 Berührungen als instrumentell. (vgl. Helmbold, 2007, S. 31)

Dies könnte sich aufgrund zeitlichen Drucks und personeller Knappheit erklären lassen. Wenn wir uns in Erinnerung rufen, dass nicht nur, aber besonders im Bereich der Pflege der Mensch und seine Bedürfnisse im Zentrum des Interesses stehen sollten, stellt sich die Pflege kein gutes Zeugnis aus. Dass dies auch von Patienten so empfunden wird zeigt eine Studie mit jeweils 100 Pflegenden und zu pflegenden Menschen. Diese kommt zu dem Ergebnis, dass affektive Berührungen signifikant positiver bewertet werden als instrumentelle. Patienten, die langjährig gepflegt wurden, beschrieben diese Art der pflegerischen

Berührung als „warm, freundlich und tröstend". Besonders in Situationen, in denen sie traurig, depressiv oder krank waren, war ihnen die Berührung besonders wichtig. 73% der befragten Personen äußerten, das sie sich mehr Berührungen durch das Pflegepersonal wünschen würden. (vgl. Helmbold, 2007, S. 35f)

Schwester Liliane Juchli, die „Grand Dame" der Pflege, findet für die Bedeutung der Berührung in der Pflege ein wunderbares Sinnbild. Sie verweist darauf, dass der Unterschied zur professionellen Pflege darin liegt, dass diese nach der Qualität – nach der bestmöglichen, dem Patienten gerecht werden wollenden - Berührung frägt. Juchli fordert eine Berührung im Sinne von Kunst, von bewusstem und gekonntem Handwerk. (vgl. Grossmann-Schnyder, 2000, S. 7)

3.6 Berührung und ihre Auswirkung

Um durch Berührung eine Steigerung des Wohlbefindens und den Aufbau bzw. die Festigung eines Vertrauensverhältnisses zwischen Pflegendem und Patienten bewirken zu können ist es unerlässlich, dass Berührungen - besonders jene, die in den Intimbereich des Patienten eindringen - stets mit seinem Einverständnis erfolgen.

Gezwungene, unfreiwillige Berührungen lösen:

- eine Anspannung der Muskulatur,

- ein unangenehmes Gefühl,

- Abwehrhaltungen und oft auch

- Aggressionen aus.

Angemessene bejahende Berührungen dagegen lösen:

- eine Entspannung der Muskulatur,
- ein angenehmes Gefühl,
- Zuwendung und
- Kooperation aus. (Lauber & Schmalstieg, 2012, S. 45)

Eine als angenehm empfundene Berührung veranlasst uns, sich ihr freudig zuzuwenden. Glaser weist in seiner Lehre nach, dass nicht nur die Berührung selbst, sondern vielmehr die durch sie verursachte Hinwendung zu verbesserter körperlicher Verfassung und seelischer Stabilität beiträgt. Dies kommt gerade in Situationen zu tragen, in denen wir uns mit unserem Gegenüber vielleicht nicht ganz so leicht verständigen wie erhofft. Selbstverständlich wäre es am einfachsten, wenn uns die Arbeit und das Miteinander mit unseren Patienten immer leicht von der Hand gehen würden, die Beziehung zu unseren Klienten immer von Sympathie und gegenseitigem Wohlwollen geprägt wäre. Wir wissen allerdings nur zu gut, dass dem nicht immer so ist und dass davon häufig Erfolg oder Misserfolg unseres Tuns abhängen. In solch schwierigen Situationen an die innere Absicht zu appellieren und sich bewusst vorzunehmen, sich seinem Patienten zuzuwenden, kann manchen Misserfolg verhindern. Die Intentions- und Einstellungsänderung kommt in der Berührung unmittelbar zum Ausdruck. Diese Aufwertung der Berührung wird vom Patienten als angenehm empfunden und erleichtert es ihm, sich uns ebenfalls zuzuwenden. Schon eine so kleine Veränderung kann helfen, den Teufelskreis gegenseitiger Ablehnung zu durchbrechen. (vgl. Grossmann-Schnyder, 2000, S. 18)

Diese Hinwendung ermöglicht es uns auch, die Auswirkungen unserer Berührung auf den Patienten einschätzen und gegebenenfalls korrigieren zu können. Ein wichtiges Instrument dafür ist unser „Bauchgefühl", denn ein so unmittelbarer Kontakt, der sich für uns gut und richtig anfühlt, wird auch unser Gegenüber ähnlich erreichen. Ebenso aufschlussreich ist es, genau auf Tonus- und Atemveränderungen zu achten. So wie meine Art der Berührung und mein jeweiliger Muskeltonus ein unverstellter Ausdruck meines Verhaltens und meiner Einstellung ist, so ist auch die muskuläre Reaktion des Patienten Ausdruck seines Befindens. Auch sie erfolgt immer authentisch und unverstellt. Selbst wenn er sich zusammen nehmen versuchte um uns nicht zu zeigen, wie angenehm oder unangenehm ihm meine Berührung ist, er hätte doch stets eine ganz bestimmte Tonuslage. Wer sich achtsam auf sein Gegenüber einstellt erkennt an seinem Händedruck, wie ihm gerade zumute ist. Die Tatsache, dass wir Bewegungen der Atemmuskulatur nicht ausschalten können dient als Grundlage dafür, dass sich seelische Bewegtheit in der Atemfrequenz ausdrückt. Für die Berührungsarbeit ist es also hilfreich, den körperlichen Ausdruck des Anderen taktil und visuell wahrzunehmen und bewusst zu erkennen. (vgl. Grossmann-Schnyder, 2000, S. 43f)

Die Psychologin Tiffany Field hat 1992 in Zusammenarbeit mit dem Jackson Memorial Hospital in Miami das Touch Research Institut – das Institut zur Erforschung und Anwendung von Berührung – gegründet. Ihre Studien an der Neonatalabteilung beweisen, dass häufig berührte Frühgeborene um 47 Prozent schneller zunehmen, ohne Extrakost zu erhalten. Sie sind ausgeglichener und aktiver, reagieren wacher auf ihr Umfeld, schlafen besser und weinen seltener. Diese Babys holen den Entwicklungsrückstand rascher auf und können in der Regel sechs Tage früher aus der Klinik entlassen werden. (vgl. Henschel, 2004, S. 122)

Forscher fanden heraus, dass Berührungen wie beispielsweise Massagen die Ausschüttung des Stresshormons Cortisol reduzieren und so das Immunsystem stärken. Sie regen die vegetative Vagusfunktion an – dies führt unter anderem dazu, dass Herzschlag, Atmung und Blutdruck stabilisiert werden. In der Pflege von Frühgeborenen konnte nachgewiesen werden, dass massierte und gestreichelte Babys durch gesteigerte Adrenalin- und Noradrenalin-Produktion deutlich bessere Reifungsprozesse – etwa in der Lunge und im sympathischen Nervensystem – durchlaufen. Weiters können freigesetzte Hormone wie Insulin die Nahrung besser aufschließen, was zu schnellerer Gewichtszunahme führt. (vgl. Henschel, 2004, S.125)

Doch nicht nur das „Wer, Wo und Wann" einer Berührung beeinflusst ihre Auswirkungen, auch das „Wie" ist von ganz entscheidender Bedeutung. Grundsätzlich wissen wir das auch und nutzen den Effekt von ausgeübtem Druck, wenn wir einen Patienten je nach körperlicher und emotionaler Verfassung wahlweise belebend oder beruhigend waschen. Dieses Wissen muss jedoch nicht rein auf die Körperpflege beschränkt bleiben, vielmehr können wir es uns in unzähligen kleinen Situationen zu Nutze machen. Die Wissenschaft konnte mittlerweile aufzeigen, wie wichtig der jeweilige Druck ist, mit dem wir berührt werden und welch unterschiedliche Auswirkungen das auf uns hat. Leichte Berührungen mit sanftem Druck führen dazu, dass wir aufgeregt sind und in unserem Körper eine Art Stressreaktion abläuft. Das kommt daher, dass sanfter Druck das sympathische Nervensystem aktiviert und der Sympathikus unter anderem Herzschlag, Atmung und Blutdruck beschleunigt. Kräftiger Druck hingegen bewirkt das genaue Gegenteil. Er aktiviert das parasympathische Nervensystem, unsere Körperfunktionen werden sozusagen herabgefahren. Inzwischen gibt es zahlreiche Hinweise dafür, dass bewusst eingesetzter starker Druck – der sogenannte deep touch – bei psychischen Leiden hilfreich sein kann und Angst lindert. (vgl. Bartens, 2014, S. 31)

Die heilende Wirkung von körperlicher Nähe lässt sich nicht nur anhand der Vitalzeichen nachweisen, auch in unserem Hormonsystem schlägt sich der positive Effekt von Berührung nieder. Dopamin gilt als unser Belohnungs- und Glückshormon schlechthin. Es hebt die Stimmung und vermittelt ein behagliches Gefühl der Zufriedenheit. (vgl. Bartens, 2014, S. 91f)

Neben Dopamin trägt die Konzentration des nicht von ungefähr als „Kuschelhormon" bezeichneten Oxytocin wesentlich zum Wohlbefinden bei. Es wird besonders bei sanfter Berührung und emotionaler Nähe ausgeschüttet. Oxytocin wirkt beruhigend, stabilisiert die Stimmung und aktiviert das körpereigene Belohnungssystem. Das führt dazu, dass Belastungen zwar nach wie vor als anstrengend empfunden werden, aber trotzdem kein Gefühl der Überlastung eintritt. Ein höherer Oxytocinspiegel im Blut lässt uns belastende Situationen leichter ertragen und Stress besser verarbeiten. (vgl. Bartens, 2014, S. 100f)

Nicht nur der Einsatz, auch der in unserer Zeit immer mehr vorherrschende Mangel an Berührung und körperlicher Nähe hinterlässt Spuren. Wie groß das menschliche Bedürfnis nach Nähe ist und wie sehr wir unter einem Mangel an Berührung leiden, zeigt der unglaubliche Erfolg eines noch recht jungen Booms. Jenem des Dienstleistungssektors „Berührung". 2004 fand in New York die erste „Cuddle Party" statt, seit 2005 werden auch in Europa regelmäßig „Kuschelpartys" veranstaltet. Bei diesen Veranstaltungen sind erotische Hintergedanken oder gar Sex völlig tabu. Es werden Zärtlichkeiten ausgetauscht, sich gestreichelt, in den Arm genommen. Körperliche Nähe ohne den Druck einer sexuellen Erwartung. Für viele Teilnehmer oft die einzige Möglichkeit, unbefangen und ohne Scheu Körperkontakt zulassen zu können bzw. überhaupt einmal wieder berührt zu werden. Sozusagen „Kuschelhormone tanken im geschützten Rahmen". Viele der Veranstalter bieten parallel auch sogenanntes Gaudi-Raufen an. Dies soll den Teilnehmern ermöglichen, festen, druckvollen Körperkontakt erleben zu dürfen. Ein weiterer, im ersten Moment vielleicht befremdlich wirkender, neuer Berufszweig ist der der „professionellen Berührerin". Sie bietet weder sexuelle Dienstleistungen noch medizinische oder therapeutische Heilbehandlungen sondern schlicht Streicheleinheiten. Bei ihr bekommen Klienten, was sie offensichtlich in ihrem Leben vermissen. (vgl. Bartens, 2014, S. 60ff)

3.7 Nähe und Distanz

Berührungen verbinden. Sie stellen ganz automatisch Nähe zwischen zwei Menschen her. Wer berührt bzw. sich berühren lässt, der lässt sich unmittelbar auf den anderen ein. Auch ohne dass daraus Intimität entsteht, vermittelt die Geste einer Berührung ein Gefühl der Gemeinschaft. Dieses Gemeinschaftsgefühl verleiht Energie und die Sicherheit, etwas zusammen zu schaffen oder zumindest besser ertragen zu können. (vgl. Bartens, 2014, S. 12)

Ebenso wird in der professionellen, beruflich ausgeübten Pflege bei nahezu allen pflegerischen Tätigkeiten berührt. Im Gegensatz zu Berührungen im privaten Bereich, in dem wir mit uns vertrauten Menschen in körperlichen Kontakt treten, stehen sich hier in der Regel zwei relativ fremde Menschen, der auf Pflege angewiesenen Patient und die Pflegeperson, gegenüber. Viele dieser Pflegemaßnahmen gehen über die normalen Grenzen eines Körperkontaktes zwischen zwei sich nicht nahestehenden Menschen hinaus, schließen vielmehr Berührungen in recht intime Körperzonen mit ein. Dies erfordert von Seiten der Pflegepersonen einen professionellen Umgang mit der Situation. (vgl. Lauber & Schmalstieg, 2012. S. 40)

Grundsätzlich besteht bei jedem Menschen ein natürliches Bedürfnis nach Nähe und Distanz. Die Grenzen, inwieweit Nähe für eine Person noch als angenehm empfunden wird und ab wann sich jemand unangenehm bedrängt fühlt, verlaufen individuell sehr unterschiedlich und stellen keine konstante Größe dar. Sie werden von verschiedensten Faktoren beeinflusst: von der Erziehung, persönlichen Erfahrungswerten, kulturellen und religiösen Einflüssen, familiären Gewohnheiten. Auch die vorliegende Situation, die im Moment vorherrschende Stimmungslage und die Beziehung zur kontaktierenden Person können das akzeptiere Nähe-Distanz-Verhältnis beeinflussen und eventuell eine bis dahin geltende Grenze verschieben. Gerade im Bereich von Nähe und Distanz sind ein einfühlsamer Umgang und ein empathisches Wahrnehmen des Gegenübers von besonderer Bedeutung. Die Intimsphäre ist ein persönlicher Schutzraum, den jeder Mensch für sich festlegt. Dieser Schutzraum darf nicht von jedem betreten werden. Ein erforderliches Eindringen hat möglichst sensibel zu geschehen, um die Würde des zu Pflegenden zu achten und zu erhalten. (vgl. Lauber & Schmalstieg, 2012, S. 47f)

3.8 Berührung bei Patienten mit Migrationshintergrund

Wie in vielen anderen Gebieten werden wir auch im Bereich der Pflege zunehmend mit Menschen aus anderen Kulturkreisen konfrontiert. Diese Patienten wurden von anderen familiären Gewohnheiten geprägt, orientieren sich an differenzierten religiösen oder kulturellen Werten. Sie haben andere Vorstellungen von Moral und Ethik und ihre individuelle Lebenswelt wird von anderen Tabus begrenzt als wir sie kennen. Im Miteinander der Kulturen können Unkenntnis und ein Mangel an Verständnis zu Irritationen auf beiden Seiten führen. Diese erzeugen eine zwischenmenschliche Distanz, welche in Folge zu verminderter Zuwendung und einer Vermeidung körperlicher Berührung führen können. (vgl. Lenthe, 2011, S. 56)

Gerade der Bereich der Körperpflege spielt in den einzelnen Religionen eine zum Teil sehr unterschiedliche Rolle. Für Muslime beispielsweise hat die Körperpflege nicht nur hygienische, sondern vor allem auch rituelle Bedeutung. Sie unterscheiden zwischen ritueller Ganzwaschung, rituellen Gebetswaschungen und der rituellen Benetzung. Außerdem waschen sich Muslime grundsätzlich nur unter fließendem Wasser, ein Bad in der Badewanne wird als unhygienisch abgelehnt. Sollten medizinische Bäder erforderlich sein hilft es, dem Patienten anschließend die Möglichkeit zu duschen anzubieten. Ebenso ist es für gläubige Muslime wichtig, sich nach der Ausscheidung mit fließendem Wasser reinigen zu können. Dies geschieht mit der linken Hand, welche somit als unrein gilt und nicht zum Reichen von Speisen oder Ähnlichem verwendet wird. Bezüglich der Wahrung der Intimsphäre sollte darauf geachtet werden, dass Unterstützung bei der Körperpflege von einer Pflegeperson gleichen

Geschlechtes durchgeführt wird. Dies gilt besonders für den Intimbereich, welcher sich beim Mann vom Nabel bis zum Knie, bei der Frau vom Oberschenkel bis zum Hals erstreckt. (vgl. Lenthe, 2011, S. 64f)

Gerade im Krankenhausalltag häufig diskutiert wird das Tragen des Kopftuches von muslimischen Frauen. Die Kleidungsvorschriften im Islam gelten für Männer und Frauen und dienen dazu, die Würde und Achtung voreinander zu bewahren. Auch im stationären Aufenthalt legen gläubige Muslime hohen Wert darauf Kleidung zu tragen, die Ihren Körper bedecken. Da die Haare einer Frau nach muslimischem Verständnis eine gewisse Anziehungskraft ausüben bleibt es ausschließlich ihrer Familie vorbehalten, diese sehen zu dürfen. Das Tragen eines Kopftuches ist für eine Muslima kein Zeichen von Unterdrückung sondern Ausdruck ihres Glaubens und sollte somit respektiert werden. (vgl. Lenthe, 2011, S. 65)

Für große Verständnislosigkeit sorgt auch die Ernährung im Krankenhaus regelmäßig. Viele Buddhisten ernähren sich aus Respekt vor jeglichem Leben vegetarisch. Neben Fleisch lehnen viele Gläubige auch Knoblauch und Zwiebel ab und Alkohol ist grundsätzlich verpönt. Auch muslimische Patienten wählen meist die vegetarische Variante weil sie nicht wissen können, ob die Gerichte nach islamischen Vorschriften zubereitet wurden. Für streng gläubige Juden ist die Ernährung im Krankenhaus beinahe noch schwieriger. Sie unterliegt zahlreichen Vorschriften und Verboten über rituelle Reinheit, welche als Koscher-Vorschriften bekannt sind und auch den Verzehr von Milchspeisen mit einschließt. All diese Vorschriften führen zu dem bekannten Phänomen, das Angehörige von Patienten mit

Migrationshintergrund regelmäßig Speisen von zu Hause mitbringen und die Versorgung ihres Familienmitgliedes gerne selber übernehmen würden. (vgl. Lenthe, 2011, S. 73; 80)

Zu den häufigsten Problemen in der kulturübergreifenden Pflege zählen wohl jene der Kommunikation. Oft liegen diese schlicht in einem Mangel an Sprachkenntnissen. Doch selbst wenn der Patient über gute Deutschkenntnisse verfügt kann es vorkommen, dass er beim Sprechen oder Verstehen gerade medizinischer Inhalte an die Grenzen seiner Ausdrucks- oder Verständnismöglichkeiten gerät. Er wird vielleicht auch nicht in der Lage sein, seinen Bedürfnissen richtig Ausdruck zu verleihen. Dies führt auf Seiten der Patienten zu einem Gefühl der Ohnmacht und Hilflosigkeit und schafft wenig förderliche Distanz zwischen Pflegepersonal und Patient. Zumindest ein Teil dieser Hürden lassen sich mittels nonverbaler Kommunikation überwinden; solange man die Grenzen des jeweils anderen achtet und einhält. Dabei ist neben den kulturspezifischen Normen des Einzelnen bezüglich Mimik, Gestik und Blickkontakt insbesondere das individuelle Berührungsverhalten zu beachten. Dies unterliegt häufig kulturell oder religiös bedingten Regeln. Körperliche Berührung ist für jeden von uns mit dem Eindringen in den persönlichen Schutzraum verbunden. Die einzuhaltenden Grenzen sind allerdings von Kultur zu Kultur höchst unterschiedlich. So findet beispielsweise im islamischen Kulturkreis in der Öffentlichkeit, und als solche ist das Krankenhaus zu betrachten, kein Körperkontakt zwischen den Geschlechtern statt während der gleichgeschlechtliche Kontakt durchaus üblich ist. (vgl. Lenthe, 2011, S. 104-110)

Nicht auf jedes Bedürfnis eines Patienten kann immer in vollem Ausmaß eingegangen werden. Bedingt durch medizinische oder pflegerische Notwendigkeiten, der Einhaltung von notwendigen Hygienemaßnahmen und personellen oder situativen Gegebenheiten sind unserem Handlungsspielraum häufig Grenzen gesetzt. Doch gerade im Umgang mit Patienten aus anderen Kulturkreisen ist es wesentlich zu erkennen, ab wann das Ich-Erleben des Patienten bzw. die pflegerische Beziehung von Schamgefühlen gesteuert werden. Dem sollten Pflegepersonen insofern Rechnung tragen, als das sie mit Tabus, Ehr- und Schamempfinden zusammenhängende Bedürfnisse des Patienten erkennen, respektieren und nach Möglichkeit erfüllen. (vgl. Lenthe, 2011, S. 121)

Fallbeispiel

Im Zuge meiner Praktika lag ein wichtiger Schwerpunkt meines Interesses in der Beobachtung meiner erfahrenen Kollegen. Nicht nur, um pflegerelevante Griffe und Kniffe zu erlernen und mir meine Arbeit so eventuell etwas zu erleichtern, sondern auch um beobachten zu können, wie sie die Bindung zu ihnen eigentlich fremden Menschen aufbauen und pflegen.

Eine für mich besonders prägende Erfahrung durfte ich dabei auf einer meiner letzten Praktikumsstationen machen:

Direkt an meinem ersten Tag wurde Herr M. bei uns aufgenommen. Zuvor noch gut stockmobil und in einem für 88 Jahre äußerst guten Allgemeinzustand kam der Patient vom Krankenhaus zur stationären Aufnahme. Herr M. hatte bei einem Sturz eine sich kontinuierlich ausbreitende Gehirnblutung erlitten und war in schlechter Verfassung. Eine Claviculafraktur und massive Hämatombildungen auf der linken Körperseite machten jede Pflegetätigkeit zu einer wahren Tortur für ihn. Erschwerend hinzu kam eine Aspirationspneumonie, die letztlich Anlass gab, ihm eine Nasogastralsonde zu legen.

Während der ersten drei Wochen seines Aufenthaltes durfte ich Herrn M. kein einziges Mal wach erleben. Er war durchgehend somnolent und nahm auch keinen Augenkontakt zu uns auf. Lediglich bei Positionierungswechseln zeigt er überhaupt Reaktion auf uns... leider nur in Form entschiedener Abwehrhaltung bis hin zur Aggression.

Gegen Ende der dritten Woche verschlechterte sich der Zustand des Patienten noch einmal rapide. Ein sich rasch entwickelndes Lungenödem sorgte für erschwerte Atmung und wir verzeichneten Atempausen von bis zu 35 Sekunden. Diese Atempausen lösten ganz offensichtlich echte Todesangst in ihm aus. Seine Augen waren schreckgeweitet und er umklammerte seine Decke oder die Seitenteile des Bettes.

Nachdem beschlossen wurde, dass Herr M. nur noch palliative Pflege erhalten sollte konzentrierten sich eine sehr erfahrene Kollegin und ich überwiegend auf die Versorgung dieses Patienten. In einer ruhigen Phase des Nachmittags bereiteten wir das Zimmer so angenehm als möglich vor, stellten Bilder seiner Kinder und seiner verstorbenen Frau in Sichtweite des Patienten und füllten den Aromadiffuser mit ätherischen Ölen. Dann führten wir eine beruhigende Ganzkörperwaschung durch. Während meine Kollegin im Anschluss eine atemstimulierende Einreibung mit „Seelenschmeichler" durchführte und seinen Rücken sanft abklopfte, um ihm das Atmen wenigstens ein kleines bisschen erleichtern zu können, saß ich ihm zugewandt am Bett. Ich hielt eine seiner Hände in meiner und legte die andere mit leichtem Druck auf sein Sternum. Dabei sprach ich leise mit ihm. Nach und nach wurde Herrn M.s Atmung leichter und gleichmäßiger, sein Muskeltonus sank und sein Puls ging ruhiger. Ich hatte wohl schon eine gute halbe Stunde so mit ihm verbracht als er mich plötzlich ansah. Seine Augen wirkten wach und er fixierte mich aufmerksam. Der Schrecken und die Angst waren aus ihnen gewichen. Ich begrüßte ihn mit einem Lächeln und hatte tatsächlich für einen Augenblick den Eindruck, er würde versuchen, mein Lächeln zu erwidern.

4 Berührung in der psychiatrischen Pflege

Im Kontext der psychiatrischen Pflege findet der Begriff „Berührung" kaum Anwendung, er ist jedoch unter Synonymen wie „Kontakt", „Wärme", „Begegnung" oder „körperbezogene Interventionen" durchaus zu finden.

4.1 Möglichkeiten und Grenzen

In der psychiatrischen Pflege zielen körperbezogene Interventionen darauf ab, über den physischen Kontakt psychische Veränderungen zu erreichen. Sie umgehen die bewusste Kognition, rücken den Fokus ab von Gedanken und Störungen und führen die Aufmerksamkeit hin zum positiven Erleben des eigenen Körpers. Dies ermöglicht Betroffenen, sich selbst wieder bewusst wahrzunehmen. Meist finden diese Anwendungen mit dem Ziel statt, Entspannung und Körperwahrnehmung zu fördern und das Wohlbefinden zu steigern. Als besonders wirksam erwiesen haben sich körperbezogene Interventionen bei:

- Körperbildstörungen
- Schlafstörungen
- Angst
- Kinästhetischen Wahrnehmungsstörungen
- Taktiler Wahrnehmungsstörung
- Schmerz
- Selbstverletzendem Verhalten
- Traumaerfahrungen

Voraussetzungen für körperbezogene Interventionen in der psychiatrischen Pflege sind neben einem gelungenen Beziehungsaufbau ein Klima der Ruhe, des „Zeithabens" und einer entspannten Atmosphäre. Mögliche Gefahren und Kontraindikationen müssen im Vorfeld sorgsam abgewogen werden, um die Gefahr der wahnhaften Verarbeitung, einer zu starken Reizstimulierung oder dem Verletzen der subjektiven Intimgrenze möglichst gering zu halten. (vgl. Sauter et. al. 2011, S. 455ff)

Berührungen haben auch die Fähigkeit, wieder Zugang zu Erinnerungen und Emotionen zu finden. Sie greifen zu auf meist tief versteckte und in der Kindheit verwurzelte Wünsche und Bedürfnisse. Physischer Kontakt kann innere Mechanismen überbrücken und kognitive Prozesse fördern. So ist es möglich, eine körperliche Berührung als Brücke zu nutzen um den Klienten zu früheren Erinnerungen und Gefühlen zurück zu führen. Dabei ist es notwendig, dass die Aufmerksamkeit bei einer Berührung nicht verloren geht. Auch unabsichtliches Berühren kann Erinnerungen auslösen. (vgl. Hunter & Struve 1998, zit in Steinbacher, 2014, S. 49)

Der begrenzte Rahmen dieser Arbeit lässt nicht zu, das komplexe Feld der psychiatrischen Erkrankungen in allen Einzelheiten zu bearbeiten. Darum soll nun beispielhaft anhand von zwei sehr häufig auftretenden psychiatrischen Krankheitsbildern erarbeitet werden, welche Anwendung Berührung im psychiatrischen Setting finden kann.

4.2 Anorexia nervosa

Da Anorexia nervosa ein Krankheitsbild ist, das psychiatrisch Pflegende alltäglich begleitet, möchte ich hier den entsprechenden Raum dafür einräumen.

4.2.1 Definition

Anorexia nervosa ist eine Erkrankung aus dem Kreis der Essstörungen. Als Hauptsymptom weisen Betroffene eine krankhafte Angst vor Fettleibigkeit auf. Die Erkrankung geht einher mit erheblichen Körperbildstörungen. An Anorexia nervosa leidende Patienten erleben sich auch bei massivem Untergewicht mit einem BMI von < 17,5 noch als zu dick. Sie zeigen oft hohe Leistungsbereitschaft, extremen Ehrgeiz und ständiges Streben nach Perfektionismus. Aufgrund der gestörten Wahrnehmung des eigenen Körpers neigen viele Betroffene neben einer massiv eingeschränkten Nahrungszufuhr zu exzessivem Sport. Die gedankliche Beschäftigung mit Essen und Figur kann in extremen Fällen zum einzigen Lebens- und Denkinhalt werden. Dies führt häufig zu sozialer Isolation und tritt oft mit Komorbiditäten wie Depression, Angst- und Zwangsstörungen auf. (vgl. Sauter et.al. 2011, S. 737f)

4.2.2 Ätiologie

Als mögliche biologische Ursache wird der Östrogenanstieg während der Pubertät diskutiert. Außerdem scheint eine genetisch bedingte Vulnerabilität vorhanden zu sein. Individuelle psychische Faktoren scheinen eine ebenso große Rolle zu spielen. Die Betroffenen zeigen Defizite in der Bewältigung von Entwicklungsaufgaben und verfügen bereits vor der Erkrankung über ein ausgeprägtes negatives Selbstbild, welches durch die Erkrankung subjektiv verbessert werden soll. Übertriebenes Leistungsdenken im schulischen oder sportlichen Bereich wird auf die Ernährungsgewohnheiten ausgeweitet. Das derzeit vorherrschende gesellschaftliche Schlankheitsideal, ein Familienklima aus Überbehütung und Konfliktvermeidung und krankheitsauslösende Faktoren wie Diäten und gewichtsabhängigen Sportarten wie beispielsweise Ballett begünstigen die Krankheitsentwicklung. (vgl. Lempp, 2014, S. 44)

Manche Forscher nehmen mittlerweile an, dass ein Mangel an Berührung im Kindesalter später das Risiko für Magersucht und andere Essstörungen deutlich begünstigen kann. Der Mensch muss gehalten werden, um seine Körpergrenzen erleben und wahrnehmen zu können. Geschieht das nicht kann das Empfinden für den eigenen Körper gestört werden und Extreme wie Auszerrung oder Fettleibigkeit können die Folge sein. (vgl. Bartens, 2014, S. 159)

4.2.3 Körperbezogene Interventionen und Anorexia nervosa

Wie bereits im Zuge dieser Arbeit erläutert wurde kann über Berührung eine deutliche Steigerung an Wohlbefinden bewirkt werden. Mittels Anwendung der Atemstimulierenden Einreibung beispielsweise können innere Spannungszustände gelöst werden. Ebenso kann Berührung wie etwa bei der Basalen Stimulation einen wichtigen Beitrag hin zu einem „Sich-Spüren" sein und die Körperwahrnehmung verbessern. (vgl. Sauter et.al. 2014, S. 458)

Einen hochinteressanten Versuch in der Erforschung und Behandlung der Körperschemastörung bei Anorexia nervosa verdanken wir Herrn Martin Grunwald, Leiter des Haptiklabors der Universität Leipzig. Der Psychologe untersucht die Verbindungen von Gehirnströmen und Tastsinn. Mittels EEG-Aufzeichnungen ist es ihm gelungen darzustellen, wie viel elektrische Aktivität sich im Gehirn entfaltet, während unser Tastsinn aktiv ist. 2002 leitete Grunwald eine Versuchsreihe, bei der Probanden mit verbundenen Augen zwölf verschiedene Relieftafeln ertasten sollten, ehe sie die Formen aus der Erinnerung aufzeichneten. Im Zuge der Auswertung stieß er unter den meist ziemlich perfekten Nachzeichnungen seiner Probanden auf eine Serie, die er selbst als „völlig missraten" bezeichnet. Er stellte fest, dass die Muster von einer Patientin mit Anorexia nervosa stammten. Grunwald vermutet, dass dieselbe verzerrte Wahrnehmung, die der Patientin ein falsches Körperbild vermittelt, ihr auch das korrekte Nachzeichnen der zuvor ertasteten Reliefs unmöglich macht. Um seine Vermutung zu überprüfen führte er eine Versuchsreihe mit Anorexia nervosa Patientinnen und einer Kontrollgruppe durch. Sämtliche Zeichnungen wie auch die EEG-Messungen der kranken Probandinnen wichen in typischer Weise von den normalen Werten ab. Aus dieser Erkenntnis leitete Grunwald ab, wie sich Wahrnehmungsfehler bei Betroffenen korrigieren lassen könnten: durch eine Intensivbehandlung mit Reizen. Er verordnete seinen Studienteilnehmerinnen einen Kurs in Berührung. Dreimal täglich trugen sie für jeweils eine Stunde einen elastischen, eng sitzenden Taucheranzug, der ihre Rezeptoren ununterbrochen stimulierte. Auf diese Weise verblassten allmählich die alten, verzerrten Selbstbilder und es bildete sich ein neues, stimmigeres Körperschemabild. Nach einem halben Jahr des Versuches gaben ihm die Erfolge recht. Astrid Anders, Grunwalds erste Probandin, berichtete von einer deutlichen Verbesserung. Sie hatte zugenommen, ihre Temperatur hatte sich auf normale Werte eingependelt und sie war in der Lage, dem Appetit auf Essen und ihrem Wunsch nach Nähe zu Menschen nachzugeben. (vgl. Henschel, 2004, S. 137-140)

4.3 Demenz

Ein weites Krankheitsbild, das aus der Pflege nicht wegzudenken ist und uns in Zukunft immer mehr beschäftigen wird, ist die Demenz. Kitwood (2008) geht sogar so weit, die Demenz als das bedeutsamste epidemiologische Merkmal des beginnenden 21. Jahrhunderts zu bezeichnen. (vgl. Kitwood, 2008, S. 17)

4.3.1 Definition

Unter Demenz versteht man den organisch bedingten, fortschreitenden Verlust zuvor vorhandener, geistiger Fähigkeiten. Demenzerkrankte Patienten zeigen ein komplexes Symptombild eines chronischen Verwirrtheitszustandes. Dieser umfasst Denk-, Gedächtnis- und Wahrnehmungsstörungen, Persönlichkeitsveränderungen, Desorientiertheit und in weiterer Folge auch körperlichen Abbau. Ca. 50-60% der Betroffenen leiden an Alzheimer-Demenz. Sie ist die häufigste Form der degenerativen Demenzen. An zweiter Stelle steht die vaskuläre Demenz. Diese bezeichnet einen Sammelbegriff für Demenzen, die auf Gefäßerkrankungen und sich daraus ergebender Minderdurchblutung zurückzuführen sind. (vgl. Menche, 2007, S. 1319ff)

4.3.2 Ätiologie

Im Gegensatz zur vaskulären Demenz ist die Krankheitsentstehung bei der Alzheimer-Demenz nach wie vor weitgehend ungeklärt. Neben Umweltfaktoren und dem Ausmaß geistiger und körperlicher Aktivität scheinen genetische Faktoren eine gewisse Rolle zu spielen. Intra- und extrazelluläre Ablagerungen im Gehirn und das Absterben von Nervenzellen führen zu progredienter Hirnatrophie, so dass große, liquorgefüllte Hohlräume entstehen. Ebenso krankhaft verändert ist der Neurotransmitterhaushalt, insbesondere besteht ein massives Ungleichgewicht zwischen Azetylcholin und Glutamat. (vgl. Menche, 2007, S. 1320)

4.3.3 Berührung und Demenz

Um einen möglichen Mehrwert von Berührung im Umgang mit demenziell veränderten Patienten herausarbeiten zu können ist es erforderlich, erst einen Blick auf das Erleben von Demenz zu werfen. Der person-zentrierte Ansatz nach Tom Kitwood bietet hierfür eine hervorragende Grundlage. Er definiert drei Hauptkategorien. Den ersten Bereich nehmen die Gefühle ein. Subjektive Zustände, in denen die Emotionen der Betroffenen klar mit einer spezifischen Bedeutung assoziiert werden. Dies kann Frustration darüber sein, nicht mehr Autofahren zu können oder das Gefühl der Nutzlosigkeit aufgrund der Unfähigkeit seinen Haushalt länger selber führen zu können. Eine besondere Belastung dieser Kategorie stellt für die Betroffenen die Angst dar, eine Last für andere zu sein. Der zweite Bereich wird von allgemeinen Zuständen eingenommen, die mit einer hochgradigen Aktivierung des sympathischen Nervensystems in Verbindung stehen. Ihre Bedeutung ist eher diffus, die Emotionen sind nicht an spezifische Situationen oder Personen gebunden und umfassen unter anderem Schrecken, Elend und Wut. Verschiedene Stadien des Ausgebranntseins kennzeichnen den dritten

Bereich. Dieser tritt typischerweise auf, nachdem das Nervensystem lange auf einem hohen Vigilanzlevel agiert hat und eine derartige Entladungsintensität nicht mehr erträgt. Dieses Stadium des Ausgebranntseins hat jedoch nichts zu tun mit positivem Frieden sondern eher mit sehr schwerer Erschöpfung von der häufig angenommen wird, sie sei der Endpunkt des demenziellen Prozesses. (vgl. Kitwood, 2008, S. 118f)

Diese drei Bereiche kennzeichnen sehr eindringlich, welche emotionalen Belastungen der stadienhafte Verlauf einer Demenz für den Betroffenen bedeutet. Sie gehen Hand in Hand mit den kognitiven und körperlichen Veränderungen, die die Erkrankung mit sich bringt. Auf physischer Ebene erstrecken sich die Einschränkungen von anfänglichen Schwierigkeiten, gewohnte Tätigkeiten wie bisher durchzuführen, über Werkzeugstörungen, Gangstörungen und Harn- und Stuhlinkontinenz bis hin zu einem so fortgeschrittenen Verlust motorischer Fähigkeiten, dass Hilfe in allen lebenspraktischen Bereichen nötig ist. Die sprachlichen Fähigkeiten beginnen meist in Form von Wortfindungsstörungen zu schwinden und gipfeln letztlich in massiven Problemen in Sprachverständnis und dem rhetorischen Ausdruck. Die psychischen Veränderungen an Demenz erkrankter Personen sind vielfältig. Sie leiden unter Stimmungsschwankungen, Interesselosigkeit und affektivem Rückzug, zeigen sich ängstlich getrieben und können in ihrem Verhalten durch Apathie oder Reizbarkeit bis hin zur Aggression auffallen. (vgl. Menche, 2007, S. 1320)

Um sowohl auf die physischen als auch auf die psychischen Veränderungen, die im Zuge einer Demenz auftreten, eingehen zu können und noch verbliebene Fertigkeiten möglichst lange zu erhalten definiert Kitwood mehrere Arten positiver Interaktion, von denen ich auf drei näher eingehen möchte:

- Timalation: Dieser Begriff ist ein von Kitwood geprägter Neologismus und bezieht sich auf Formen der Interaktion, deren primärer Zugangsweg sensorisch ist ohne dass intellektuelles Verstehen eine Rolle spielt. Dies wird beispielsweise durch Massagen oder Aromatherapie möglich. Die Besonderheit dieser Art von Interaktion liegt darin, dass sie Sicherheit, Kontakt und Wohlbefinden bietet, ohne etwas zu fordern. Daher ist sie auch noch bei schwerer kognitiver Beeinträchtigung durchführbar und so besonders wertvoll.

- Entspannen: Dies ist wohl die Interaktionsform mit dem niedrigsten Intensitätsgrad und dem geringsten Tempo. Viele Menschen mit Demenz verfügen über ein ausgeprägtes soziales Bedürfnis und können sich nur entspannen, wenn andere in der Nähe sind oder unmittelbarer Körperkontakt hergestellt wird.

- Halten: Die Methode ist direkt vom Halten eines Kindes abgeleitet. Dem Betroffenen wird ein sicherer Raum geboten, in dem Konflikte oder Verwundbarkeit gezeigt werden dürfen. Wird das Halten als sicher empfunden erlebt die Person, dass starke Emotionen oder überwältigende Trauer vorübergehen und nicht zur Desintegration der Seele führen. (vgl. Kitwood, 2008, S. 134ff)

Sehr eindrucksvoll kommt das Bedürfnis nach körperlicher Nähe in den Zeilen von Diana Friel McGowin (1994) zur Geltung. Nach einem Schlaganfall wurde bei ihr deutlich vor dem Rentenalter eine Demenz diagnostiziert. Unter den Gefühlen, die sie beschreibt, sind unter anderem lähmende Ängste vor dem Verlassenwerden und der Verlust des Wertgefühls, gepaart mit Schuldgefühlen ob ihrer Abhängigkeit. Sie schreibt:

> Wenn ich nicht länger eine Frau bin, warum fühle ich mich dann noch immer so? Wenn ich nicht mehr wert bin, gehalten zu werden, warum sehne ich mich danach? Wenn ich nicht länger empfindsam bin, warum freue ich mich an der Weichheit von Seide auf meiner Haut?
>
> (vgl. Kitwood, 2008, S. 111)

Die Pflege von demenzerkrankten Personen bietet ein breites Feld an Möglichkeiten, über die Berührung eine positive Veränderung zumindest zu unterstützen. Gerade Patienten mit einer schweren Demenz können von bewusst eingesetzter Kontaktaufnahme stark profitieren. Besonders bettlägerige, bewusstlose und desorientierte Menschen können sich keine eigenen bzw. nur stark eingeschränkte Informationen über ihren Körper beschaffen. Gerade sie benötigen zur Wahrnehmung ihres Körperschemas klare Berührungsinformationen. (vgl. Lauber & Schmalstieg, 2012, S. 47)

5 Zusammenfassung

Im Zuge der vorliegenden Arbeit wurde die Thematik der Berührung als solches und ihre Anwendungsmöglichkeiten und Auswirkungen im Bereich der Pflege im Besonderen erarbeitet.

Das menschliche Verlangen nach körperlicher Berührung wurde anhand der biologischen Entwicklung erklärt und seine essentielle Bedeutung unter Berufung auf die Versuche des Stauferkönigs Friedrich II und jenem von Harry Harlow untermauert.

In Bezug auf die Frage nach der Auswirkung von bewusster Berührung konnte festgestellt werden, dass affektive Berührung von den meisten Patienten signifikant positiver empfunden wird als rein instrumentelle. Ihre angst- und spannungslösende Wirkung gilt als bewiesen. Weiters konnte aufgezeigt werden, dass Berührung die Entwicklung von Frühgeborenen deutlich verbessert, beruhigend auf den Hormonhaushalt einwirkt und durch Anregung der vegetativen Vagusfunktion Herzschlag, Atmung und Blutdruck stabilisiert.

Mit Hilfe von vier verschiedenen Modellen wurden die vielfältigen Möglichkeiten aufgezeigt, bewusste Berührung in den Pflegealltag zu integrieren. So individuell die einzelnen Modelle auch erscheinen mögen, ihnen gemein ist eine Grundhaltung des Respekts und der Wertschätzung. Von hohem persönlichem Interesse war für mich besonders das Prinzip der Psychotonik. Um es anzuwenden muss nichts zusätzlich erlernt werden, Arbeitsabläufe werden wie gewohnt durchgeführt. Rein durch eine meinende Zuwendung zum Patienten hin kann bereits eine Steigerung seines Wohlbefindens bewirkt und eine auf Vertrauen begründete Pflege- Patienten-Beziehung gefördert werden.

Im Bereich der psychiatrischen Pflege wurden Möglichkeiten und Grenzen der Anwendung von Berührung aufgezeigt und anhand der Krankheitsbilder „Anorexia nervosa" und „Demenz" beispielhaft erläutert.

Auf die psychiatrische Pflege bezogen musste festgestellt werden, dass Berührung in der Fachliteratur kaum Erwähnung findet. Hier liegt meines Erachtens großes Potenzial brach. Gerade unter dem Aspekt, dass viele psychiatrische Krankheitsbilder zu sozialem Rückzug – und somit auch zu einem Mangel an menschlicher Wärme führen, fände ich es erstrebenswert der Thematik deutlich mehr Raum zu geben.

In welcher Form im Pflegealltag auch berührt wird, selbstverständlich müssen immer die jeweiligen Nähe-Distanz-Bedürfnisse des einzelnen Patienten berücksichtigt werden.

Ich hoffe, ich konnte mit dieser Arbeit ein besseres Verständnis für die Bedeutung der Berührung in der Pflege schaffen und das Bewusstsein dafür erhöhen. Nicht zuletzt, weil von bewusstem Umgang miteinander nicht nur unsere Patienten, sondern maßgeblich auch jeder Pflegende profitiert.

Literaturverzeichnis

Amberger, S. & Roll, S. (Hrsg.). (2010). *Psychiatriepflege und Psychotherapie.* Stuttgart: Georg Thieme Verlag KG

Bartens, W. (2014). *Wie Berührung hilft.* München: Knaur Taschenbuch Verlag.

Berggötz, A. (2008). respectare – respektvolle Berührung in Pflege und Therapie. Zeit für Nähe, Raum für Distanz. *Lernwelten 2008.* 1-5.

Berggötz, A. & Laves. U. (2007). *Kinder respektvoll berühren.* Königs Wusterhausen: infantastic Verlag.

Caderas, A. (2005). *Berührung bewegt, Bewegung berührt.* Abschlussarbeit. Zürich: SBK Bildungszentrum Zürich.

Duden online; [WWW Dokument] Verfügbar unter http://www.duden.de/rechtschreibung/Beruehrung#Bedeutung1; [Zugriff: 07.02.2016]

Grossmann-Schnyder, M. (2000). *Berühren. Praktischer Leitfaden zur Psychotonik Glaser in Pflege und Therapie.* (3. Aufl.). Stuttgart: Hippokrates Verlag.

Helmbold, A. (2007). *Berühren in der Pflegesituation. Intentionen, Botschaften und Bedeutung.* Bern: Verlag Hans Huber.

Henschel, U (2004). Das Verlangen nach Berührung. *GEO,* 06/2004, 114 – 140

Hunter, M. & Struve, J. (1998). *The Ethical Use of Toch in Psychotherapy.* Thousand Oaks, London, New Delhi: Sage Publications

Kitwood, T. (2008). *Demenz. Der person-zentrierte Ansatz im Umgang mit verwirrten Menschen.* (5. Aufl.). Bern: Verlag Hans Huber.

Lauber, A. & Schmalstieg, P. (2012). *Pflegerische Interventionen. verstehen und pflegen 3.* (3. Aufl.). Stuttgart: Georg Thieme Verlag.

Lempp, T. (2014). *Basics. Kinder- und Jugendpsychiatrie.* (2. Aufl.). München: Elsevier Urban & Fischer

Lenthe, U. (2011). *Transkulturelle Pflege. Kulturspezifische Faktoren erkennen – verstehen – integrieren.* Wien: facultas.wuv Universitätsverlag.

Menche, N. (2007). *Pflege Heute.* (4. Aufl.). München: Elsevier Urban & Fischer.

Sauter, D. et al. (Hrsg.). (2011). *Lehrbuch psychiatrische Pflege.* (3. Aufl.). Bern: Verlag Hans Huber.

Steinbacher, D. (2014). *Die magische Kraft der Berührung. Chancen und Möglichkeiten in der Personenzentrierten Psychotherapie?.* Hamburg: disserta Verlag.